U0032607

保健叢書⑬

日常病痛的穴位自療

曾啓權　著

自序

　　雖然人類即將邁入二十一世紀，但是對於病痛的治療，仍然面臨許多的瓶頸；尤其是隨著科技的發展，一切講求效率及機械化的今天，源生而來的壓力及病痛，卻是有增無減。面對這種衝擊及現代醫學無法完全解決難題的情況下，在歐美各國，已經有越來越多的醫師，正試著了解及應用傳統療法來輔助治療，這將會是時勢所趨的潮流。

　　個人多年的中西醫研究及行醫生涯，使我體認到現代醫學的療法有其極限，而且並非盡善盡美，有時衍生的副作用足以影響一生。唯有擷取各種療法的優點，相輔相成，才是患者之福。

　　本書所介紹的穴位療法是源自於我國的傳統醫療，它並非用來取代現代醫學的療法，而是藉著一種容易學習，不分時間地點，而且不用花費，可以隨時應用的方

法,來輔助醫師的治療,幫助病痛的痊癒。

　　當本書部分內容,經《聯合報》發表後,甚受讀者的關切和喜愛,並建議發行單行本;為了使本書更為完整,其中特別加入各項疾患的防治建議,以期本書能成為家居醫療及出外隨身的指引。

　　最後要感謝我的父母及妻兒,由於他們的鼓勵及支持,使我得以百忙中完成本書。

曾啓權

85年1月15日

目次

第一章
神奇的穴位療法

第一章　神奇的穴位療法

　　只要動一動自己的手指頭，去點按身上的一些部位，有可能讓你難纏的病痛，馬上減輕甚至痊癒。這說來實在令人難以相信，除非是親身體驗過或是見過，不然一定認為是天方夜譚，不可能的事；可是事實卻是如此——穴位療法有神奇的療效。由於個人具西醫與中醫學的研究背景，在多年的行醫生涯中，除了應用現代醫學的方法來診治疾病；中國固有的傳統療法，也經常被用來補助現代醫學的不足。其中由針灸醫學延伸而來的穴位療法，占了很重要的角色，對整體的醫療成效，有極大的幫助。

　　記得在教學醫院服務時，病人在接受胃鏡檢查前，事先都要噴上咽喉麻醉劑，以減少胃鏡通過咽喉的刺激感；另外，還要注射抑制胃腸蠕動的藥物；這些檢查前的步驟，都是為了要讓病人減少不適，也可以讓醫生在檢查時，診察得較清楚。但是這些方法，還是對一些病人毫無效果，胃鏡仍然讓他們引起激烈的噁心及反胃；這時，我會要病人用他們的大拇指及食指，同時出力，利用透穴的手法，直接重按手臂上的穴位。說來相當奇妙，原本不舒服的症狀，就會立刻消失，也使得檢查能夠順利完成。

　　穴位療法的神奇，並不只是用來輔助現代醫學的不

足，它也可以成為某些疾病的初步療法。臨床上見過為數不少的病例，歷經現代醫學的多次處理，效果依舊緩慢；若是改用穴位療法，效果反而迅速出現。現代科學傾龐大的資金及無數的實驗，苦心研發的藥物，有時也為之遜色。

在門診常會見到腰扭傷的患者，用手護著已經歪斜一邊的腰身，表情痛苦地被扶著進來；翻閱病歷，都是因為突然扭身或姿勢不當後發生。X光片顯示正常，而且已經多次注射或服用止痛劑及肌肉鬆弛劑，但是效果並不明顯。這時候，我會指導病人，試著用大拇指在自己的手背上的穴位出力點按，同時緩緩轉動腰部，多數的病人就會感覺疼痛及僵硬立即減輕，效果之快，令人頗感驚訝。

身體有了病痛，很多人總是認為，應該馬上服藥打針，才會痊癒。事實並非如此，有些情況，其實是應該先採取「非藥物療法」——例如：合宜的飲食、運動治療、調整生活方式，或避開環境的危害因子等；如果能夠徹底地除去疾病誘因，病痛自然就隨之改善。

雖然目前的醫藥科技相當發達，但是有些藥物，臨床上只是用來減輕症狀，也就是只能「治標」；它無法讓疾

病徹底根除，也就是無法「治本」。

　　藥物有它的作用，自然也會有副作用。若是病人本身沒有積極配合及去除病因的決心，只是消極地想全部依賴藥物，甚至不聽醫囑，長期沈溺於打針，有時反而會得不償失。穴位療法可以列入「非藥物療法」中的重要一環；它不是藥物，自然也就沒有藥物進入人體，所衍生的不良副作用。

　　有位患有膝部退化性關節炎的患者，腎臟功能本就不好；每次膝蓋一疼痛，就到處尋求名醫及偏方，長期打針服藥。見到這位病人時，除了腫大變形的膝關節、萎縮的大腿肌肉；還呈現了面色晦暗、嘴唇蒼白及身體浮腫。我費了不少唇舌，才說服她不要再私自濫服藥物。除了親自示範一些強化股四頭肌的復健運動，還指導她在有空時，自己用手指頭去點按膝蓋及小腿上的穴位。兩個月後，雖然膝關節變形依舊，但是已見面露神采，疼痛也跟著改善。

　　很多人都誤認為刺激穴位，只能用於止痛，而國內的大型醫院，也常把針灸醫學附屬在疼痛科門診。其實，應用穴位療法，除了可以治療痠痛的病症，也可以藉著調整體內的生理功能，來改善身體的其他疾患。

令我印象深刻的，有位用盡坊間減肥方法無效的婦女，她訴說每次上減肥中心跳韻律舞，或是進三溫暖，身體就是不容易流汗，而體重也是一直降不下來。這位患者的體型屬於「下半身肥胖型」，換算成「身體質量指數」，也只是屬於「過重」而非肥胖。在治療時，我並沒有找局部肥胖處的穴位，只是應用手背、手肘及小腿上的穴位。過了兩週後，她高興地告訴我，已經可以跟別人一樣正常地流汗，舊有的便秘也跟著消失，而她原本最介意的體重，也有了改善。

另外還有一位近40歲的婦女，患有多年的過敏性鼻炎，由於藥物效果不佳，而主動要求採用穴位療法。經過一個月的療程，原本的鼻塞及打噴嚏已經有大幅改善；而更奇妙的，她多年不規則的月經，連帶地也恢復了正常。不久，她終於有了身孕，而這正是十多年來，她夫婦倆一心的盼望。

「穴位」就分布在每個人的體表，它就好像是上天刻意安排，每一個人身上都具有的神奇按鈕；只要你學習使用自己的雙手去點按這些按鈕，就會出現意想不到的效果。該是我們開始珍惜，重新認識自己身上這些寶貝的時候了。

第一章　神奇的穴位療法

　　當你突然發生病痛，可是卻孤立無援時；或是你現在正遭受病痛的困擾，但又對目前的療法不滿意時；或者你擁有一顆善良的心，正想著要如何幫助別人，脫離病痛的憂傷，那你應該可以嘗試穴位療法。

　　有很多的消化性潰瘍患者，長期為吐酸水及空腹引起的胃痛所困擾；每次都是立即服用藥物，隔段時間，症狀才會逐漸緩解。其中有位患者，因為必須經常出國公差，我就教他在大腿上的穴位，自行用手指頭點按的方法。有一次，飛機起飛前，機件臨時故障，被迫待在機艙，而進餐時間也隨之延後，此時激烈的胃痛讓他苦無對策，突然他想起我教他的點穴方法，而這個簡單的方法，當場止住了他的胃痛。

　　穴位療法有時就是這麼的方便有效，藉著溫暖及富生命力的雙手，面臨病痛的困境時，能夠點燃出希望。它不需要具備艱深的醫學理論，也不需要困難地長期學習，只要你能夠不吝惜，樂意動一動自己的手指頭。帶著「它」，你終會發現，除了可以獨立自助，也可以從幫助別人的過程，獲得充分的滿足與快樂。

第二章
自己動手做穴位療法

一、何謂「穴位」

　　傳統醫學的理論，與現代醫學截然不同，它認為人的身體充滿著維持生命的能量；在健康的情況下，這些能量在體內的各個臟腑，相互之間維持著平衡，因此自己能夠產生抗病及療傷的能力。反之，若是體內的能量過剩、不足或是瘀滯不通，就容易為病邪侵入而生病。

　　其中連繫各個臟腑及體表，維持生命能量循環不息的通道，有所謂的「經絡系統」；它有一定的分布路線及運行方向。「穴位」就是位在體表，經由經絡系統，與臟腑相互溝通的部位。因此，依據這個理論，若是知道了何處臟腑出了問題，就可以在身體的表面，選擇相關的穴位，給予適當的刺激，來達到治療臟腑功能失調的目的。

　　穴位的發現，大概可以追溯到數萬年前的遠古時代，當時人類的祖先，遇到身體不適，本能地就會用手去揉按痛處；後來又演變成應用石器刺入皮膚，或是用火去燒灼身體的一些部位，來減輕疼痛。隨著這些過程的進展，我們的祖先逐漸發現到，身體上的一些部位，可以用來治療病痛；這些部位，也就是後來被稱為「穴位」的雛形。

　　穴位的數目及種類，隨著歷代針灸學的發展，逐漸地

增加；其中分布在人體十四條經脈上的穴位，稱爲「經穴」，總共大約361個穴位的名稱（其中單穴有52個，身體左右成對的穴位有309對）。

　　另外有一些穴位，它並不是分布在十四條經脈上，但是同樣具有功效，而且在身體上也有固定的位置，則稱爲「經外奇穴」。還有一些穴位，它在身體上沒有一定的位置，但經常出現在疼痛部位的附近，而且在按壓此點時，常會讓病人「阿」一聲喊痛的感應點，則稱爲「阿是穴」。

　　穴位的實體結構，雖然無法以現代的解剖學來證實，但是歷代祖先傳承下來的經驗，應用於現今的臨床治療時，確實具有一定的功效；尤其是一些療效卓著的穴位，不僅在體表的位置容易尋找，而且應用廣泛，經常被重複應用，相當具有實用的價值。

二、「穴位」的功能

　　從現今的臨床研究及動物實驗來看，可以發現穴位具有多重的功能。刺激穴位，除了可以激發中樞神經釋放出神經介質，達到止痛的功效；而且還可以調節體內的生理

第二章　自己動手做穴位療法

功能，包括消化、循環、內分泌及免疫系統等。

因此，理論上對於可以因為生理功能的調節而改善的病痛，就可以試著應用穴位療法。早在1979年，聯合國世界衛生組織就曾經正式提議，可以應用針刺穴位的43種病症，這其中就包含了呼吸系統、眼科、口腔、腸胃道、神經及肌肉骨骼等多種疾患。事實上，經過多年來的研究進展，適應症已經更為廣泛；而且對於某些疾患所展現的功效，有時與現代醫學相較，並不遜色。

門診有很多抱怨頸背痠痛的患者，大多是長久姿勢不對，經常伏案工作的上班族，其中有些病人，已經試過各種治療的方法，但是效果欠佳，終日為其所苦。這時我會在他們的手背或是頸部的穴位上，施予刺激；不消片刻，當場即立覺頸部輕鬆自如。這些病患，除了平日應該注意頸部的姿勢，也要他們有空時，自行用雙手點按該穴，終日痛苦的職業病，從此不再煩惱。

穴位療法除了可以用來治療，有時也可以用來預防。臨床上常見到一些病例，雖然感覺身體有明顯的不舒服，但是以現代的醫學檢驗，始終無法找出病因，這種現象有可能是生病前的臨床徵兆；這時候，可以試著應用穴位療法，來調節這些初期的生理障礙，以避免演變成日後不可

逆的病理變化。

　　曾經有位中年婦女，因為整天感覺舌頭乾燥，而來醫院要求做全身性的健康檢查；報告出來，結果並無異常；她訴說這項症狀，已經困擾她月餘，別人總認為是大驚小怪，但是她卻深以為苦。到處吃藥，不但無效，反而逐漸加重病情。當時我決定改用穴位療法，刺激其手背及小腿上的穴位；大約十分鐘後，她立即感覺舌頭逐漸溼潤，我指導了她在家點按該穴的方法，症狀也日漸改善。

　　必須提醒的是，對於已經形成解剖學實質病變，或是有生命立即威脅的疾病，仍然必須借重現代醫學；例如：細菌感染、骨折、心臟病、癌症等；所以遇有病痛，還是最好先經過醫師的諮商，以免因為症狀的暫時解除，而忽略了潛伏的嚴重病因，延誤了病情。

　　所以，穴位療法並非是用來取代現代醫學，它是一種相輔相成的保健療法；因此在使用時，必須同時具備現代醫學的觀念；本書撰寫的方向，即採用中醫及西醫相互整合的形式，除了說明各種疾患的穴位療法，也一併提醒疾病的本質及可能的潛伏病因，使本書能夠成為家居保健的指引。

三、「穴位」的尋找

　　要開始動手做穴位療法之前，首先就要找出穴位的正確位置；而所有在身體上的穴位，除了「阿是穴」外，其他的「經穴」及「經外奇穴」，在體表上都各有其固定的位置，而穴位的位置找對與否，攸關著療效的成敗，所以非常的重要。

　　依據歷代的中醫典籍，要尋找穴位的位置，有三種方法：①解剖學標誌取穴法；②等分度量取穴法；③手指同身寸取穴法。

　　其中最簡便而且相當實用的方法，就是應用「手指同身寸」來尋找穴位；由於每個人的身材體型不盡相同，所以在量取穴位時，必須同病人本身的手指寬度作為基準。

　　這個方法，不需要隨身攜帶測量工具，也不需要記憶人體的身材比例及長度；只要伸出自己的手指頭，知道手指上的寬度各代表幾寸，就馬上變成一件隨身可用的現成度量尺。

　　「手指同身寸取穴法」，可分成下列三種：

　　1.**拇指同身寸**：拇指指節的最寬處，作為 1 寸（如圖2-1）。

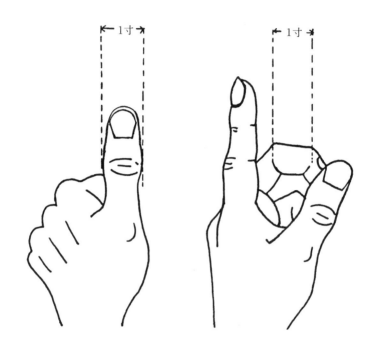

圖2-1　拇指同身寸(1寸)　　圖2-2　中指同身寸(1寸)

　　2.中指同身寸：中指彎曲時，中間指節兩端紋頭之間的
距離，作爲１寸(如圖2-2)。

　　3.橫指同身寸：①食指及中指相併攏，兩指的寬度，作
爲1.5寸(如圖2-3)；②食、中、無名指及小指，四指相併
攏，四指的寬度作爲3寸(如圖2-4)。

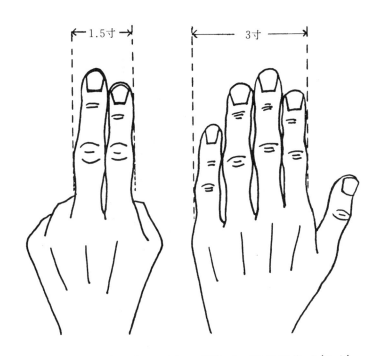

圖2-3　橫指同身寸(1.5寸)　　圖2-4　橫指同身寸(3寸)

知道「手指同身寸」所代表的意義之後，就可以開始用你自己的手指頭，在自己的身體表面，去度量出所需要的穴位位置。例如：「三陰交穴」的位置，是在足部內踝骨上面3寸，這時只要拿出手指頭，在內踝骨尖部直上四橫指寬的地方，就是該穴的穴位（如圖2-5）。

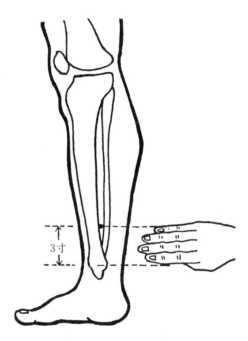

圖2-5 「三陰交穴」的穴位圖（應用橫指同身寸的方法來量取穴位）

　　為了使穴位的應用，更加地迅速方便，本書將會在下一章＜各種疾患的穴位療法＞中，分別以「穴位圖」標示

出所需穴位的明確位置，並且利用「手指同身寸」的方法，直接說明要用多少手指的指幅寬度來取穴。

四、治療的要訣

要使穴位療法，使用起來更加的方便，而且人人可以學習，就必須慎選刺激穴位的方法。而應用點按穴位的操作技巧，就具有非常實用的臨床價值。

方法很簡單，就是以自己的「手指」來取代針灸的「針」，直接在穴位上施以點按的刺激手法，來進行治療；它的功效與針刺療法相似，而且又有針刺療法所沒有的優點。

從針刺穴位的深度來看，「點穴」的方法雖然較針刺來得淺，但是因為整個治療過程，隨時在控制刺激的強度，所以可以減少針刺療法的「暈針」現象；若是以刺激的面積而言，「點穴」則比針刺來得廣。

應用點穴的方法，唯一需要的工具是自己的手，而且一學就會；一旦發生病痛，無論何時及何地（坐巴士、在辦公室、在飛機上、荒郊野外……），都可以立即應用。由於不是外來尖銳物的刺激，減少了威脅感；加上治療過程的

互動和諧和人性化，都有助於病痛的加速痊癒。

　　但是想讓穴位療法發揮最大的功效而且安全，則必須
遵循下列的原則。

（一）正確的姿勢

　　適當的姿勢可以使人消除緊張及肌肉完全地放鬆，而
尋找穴位及操作手法也將更為容易。依據穴位位置的不
同，可以選擇仰臥、俯臥、側臥、伏坐或是仰靠坐的姿
勢。至於站立的姿勢，則應該避免；因為比較容易產生血
液堆積四肢，中樞部位相對缺血的效應；導致出現頭暈、
噁心想吐、臉色發白、流冷汗及心悸等「暈針」現象。

　　對於容易發生「暈針」現象的對象──包括精神緊張、
體質虛弱、老年人、飢餓、勞累、冒汗、腹瀉或出血等情
況，一定要採取仰臥的姿勢，而且點穴的手法要緩慢而且
輕柔。

（二）合宜的環境

　　四周的環境，會觸發人類的情緒反應，連帶地也會影
響生理功能。所以，除非是在不方便的情況下，否則要盡
量選擇合宜的環境。穿著輕鬆舒適的衣服，寬敞的房間，

適中的光線及溫度；尤其是要安靜，不要有外來的干擾。
這些條件的配合，自然會讓人全神貫注、冷靜地操作；至
於病人的情緒也會隨著舒適的環境，逐漸地安定下來，而
穴位療法的功效，也可以因此大爲提升。

(三)熟練的手法

　　手法的技巧，是以「點穴」的方法爲主，「揉穴」的
方法爲輔。「點穴」是利用人體的指甲、指端、指節或骨
頭的突出部位，直接在穴位上點按，產生刺激的作用。

　　▲「點穴」的手法，可以分成下列六種——

　　1.**拇指點法**——用大拇指的指端，直接在穴位上點按，其
他的四指則握住穴位附近的肢體，作爲支撐用(如圖2-6)。

　　2.**中指點法**——用中指的指端，直接在穴位上點按，而
食指及大拇指則上下夾在中指，作爲固定及支撐(如圖2-
7)。中指是五指中最長及感覺最敏感的手指。

　　3.**屈指點法**——彎曲食指或是中指的近端指節，利用這
個屈曲的骨頭突出部位，來直接點按穴位(如圖2-8)。其刺
激的強度比伸直拇指或中指的點法來得強，應用於需要加
重刺激或是肌肉較豐厚的部位，如大腿。

　　4.**透穴點法**——利用拇指及中指的指端，同時出力點按，

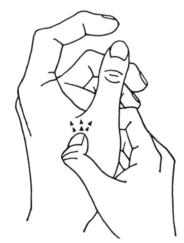

圖2-6　拇指點穴法

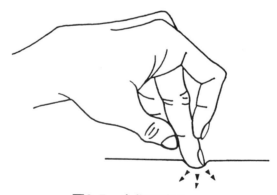

圖2-7　中指點穴法

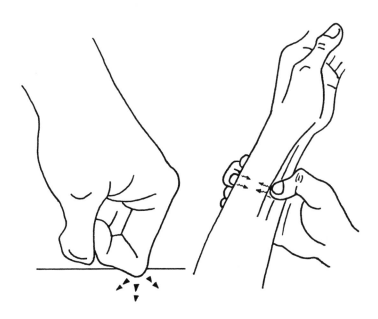

圖2-8　屈指點穴法　　　圖2-9　透穴點穴法

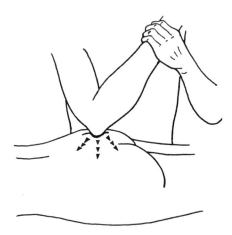

圖2-10　肘尖點穴法

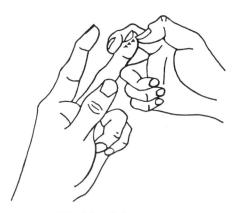

圖2-11　指甲點穴法

刺激肢體前後或左右互相對應的穴位（如圖2-9）。例如上肢的「內關穴」透「外關穴」，下肢的「崑崙穴」透「太溪穴」。

5.**肘尖點法**──利用手肘彎曲時的肘尖突出部位，直接點按穴位（如圖2-10）。由於刺激的力量很強，只用在穴位極深及肌肉肥厚的部位，例如臀部的「環跳穴」。

6.**指甲點法**──利用堅硬銳利的指甲，直接在穴位上間歇性的點刺或持續地搖動指甲，來加大刺激強度（如圖2-11）。應用在四肢末端較為敏感的穴位，例如兩手十指尖端的十宣穴。由於產生的感應相當強烈，只用在急救的場合。

▲「揉穴」的手法──

利用手部的柔軟肌肉組織（如手指的指腹、手掌心、大小魚際肌、手掌根），與穴位上的體表皮膚緊密貼合，並以穴位為圓心做圓形方向的揉動（如圖2-12）。注意不是與表面的皮膚互相摩擦。

操作的技巧與「點穴」手法不同，必須改以手肘作為支撐點，腕關節則保持靈活，利用前臂的搖擺動作，促使下面的手腕、手掌及手指產生運動。力道要緩和。

用途是在操作「點穴」手法之前，先行在穴位上揉

日常病痛的穴位自療

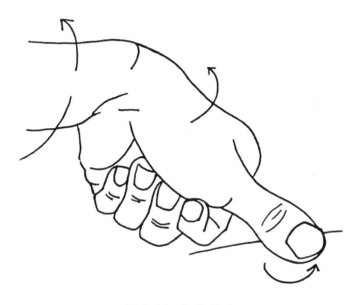

圖2-12　指腹揉穴法

按，幫助穴位處痙攣的肌肉得以鬆弛，並且讓情緒逐漸緩
和下來。而在「點穴」完畢，也要施用揉穴的手法，來減
輕刺激穴位後的不適感。

(四)適當的力道

　　施力的原則是先輕柔，然後再逐漸地加重；而且往下

按壓及放開的力道要緩慢。至於施力的強度，也要以病人能夠忍受為限；記得同時觀察病人的臉色表情與身體反應。

當要加重刺激的強度時，必須預先告訴病人，使其有心理上的準備，絕不可以突然地猛力施壓，引起驚慌。在按壓的同時，病人要同時閉眼做緩慢的深呼吸。

刺激穴位的力道，並不是力量愈大愈有效；只要有出現中醫所謂的「得氣」現象——痠、麻、脹、重、觸電感，或是發熱感，其中的一種感覺，就算達到效果。

但是因為每一個人的體質及敏感度不盡相同，絕不可以為了要出現「得氣」現象，而胡亂出力點按；尤其是對於容易出現「暈針」現象的病人，更要小心，此時的手法必須輕柔緩和，以免發生不良的反應。

所以施力的強度必須因人而異，至於身體的部位，施力也各有不同，對於比較表淺，或是穴位所在的位置有重要的內臟器官，施力就必須輕緩合宜；例如：臉部、腓腸肌或腹部等部位。

(五)療法的禁忌

穴位上或是附近，如果有傷口、水泡、感染、皮膚

病、瘀血、瘢痕、靜脈曲張、骨折或腫瘤，都要避免點按。不要對小兒的頭部、孕婦、急性傳染病、化膿性炎症或有血液凝固功能障礙的病人點按。

若是處在饑餓虛弱、剛吃飽或極度緊張的病人，也要避免點按。

點按時要避開重要的神經及血管。

第三章
各種疾患的穴位療法

1.暈車船

　　出外旅遊是一大享受，但有些人一想到要搭車、坐船及坐飛機，即心有餘悸，因為害怕會發生「動搖病」，俗稱「暈車船」。

　　之所以會發生「暈車船」，是因為內耳的前庭迷路系統(半規管、耳石器)或眼睛，受到動搖的刺激後，傳送到中樞神經系統，引起臉色發白、冒冷汗、噁心及嘔吐的症狀，焦慮或是有胃腸障礙的人較易出現；此外，聞到令人不快的味道，或是看到及聽到其他人嘔吐時，也容易發生。

　　要預防「暈車船」，必須避免眼睛看到搖動的物體，或是減少外來的動搖強度。例如，坐車時，要坐在前座，且眼睛看路的前頭；而駕駛在轉彎時，要減慢速度，並避免用力加速或煞車。

　　至於坐船時，若是在甲板上，眼睛要遠看海岸線；在甲板下時，則最好在船的中央位置，即船動搖程度最小的地方，並且閉上眼睛，避免頭及身體的搖動。

　　在搭交通工具之前先服用止暈藥，或在前5、6小時貼

一藥片於耳後，多數人即可預防症狀之發生，但由於有些
止暈藥會引起昏睡感、口乾或視覺模糊等不快的副作用。
常常出外旅遊的人不妨學一招效果不錯的點穴法。

　　點穴的穴位，位於手臂內側的「內關穴」（如圖，穴位
距離手腕橫紋三根手指寬，且在兩條肌腱中間），可以用另
一手的大拇指指端，點按該處穴位，此時，出現的痠麻感
會傳達到中指附近。

　　點按「內關穴」時，穴位感應會相當強烈，但是效果
也很快就出現，噁心、嘔吐的現象將頓時消失。

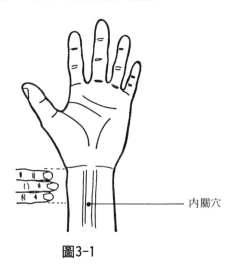

內關穴

圖3-1

2.頭痛

　　雖然頭痛大多屬於良性，但若出現不尋常的徵兆，比如急遽發生、形態跟以往不同或逐日惡化，咳嗽、打噴嚏時會痛，或有合併症狀，如發燒、頸部僵硬、嘔吐或不正常的神經學表現時，就應進一步檢查是否有顱內出血、腦腫瘤、腦炎或腦膜炎的嚴重疾病。

　　平常大家最困擾的是「緊縮型頭痛」，表現兩側性、持續非脈動性的鈍痛，有緊縮及壓迫感；但不出現嘔吐及神經學的症狀，而且活動時不會更痛。治療是採用止痛劑、紓解壓力、注意姿勢及規律地運動。

　　要注意的是濫用止痛劑，有時反而會使痛的次數增加，而且過度依賴藥物，會損傷內臟器官；所以，非處方藥的止痛劑，最好還是先經過諮詢再服用。

　　飲食也要注意，若服用的止痛藥含有咖啡因成分，就要節制咖啡及可樂，因為過量的咖啡因突然停用後，也會產生頭痛。偏頭痛的病人，還要小心巧克力、酒類、香蕉、橘子、番茄或是味精、色素及甜味劑等人工添加物。

　　傳統醫學認為頭痛是源自於外感及內傷，需經辨症來

日常病痛的穴位自療

　處方；但是要方便而且迅速地來止痛，穴位療法卻是很好
的選擇。對於「緊縮型頭痛」，選用的穴位爲頭部的「絲
竹空穴」、「百會穴」及後頸部的「風池穴」。若是偏頭
痛，則加上「率谷穴」及手上的「內關穴」。以上各穴，
分別用手指適度點按大約一分鐘，並同時做緩慢的深呼
吸。

　　穴位的位置如圖：「絲竹空穴」在眉毛外端的凹陷
處。「百會穴」在頭頂中線與兩耳尖連接線的交叉點。
「風池穴」在枕骨下，胸鎖乳突肌與斜方肌之間的凹陷。
「率谷穴」在耳尖直上入髮際約兩橫指寬處。「內關穴」
在手腕橫紋上方三橫指寬處。除了「百會穴」外，以上穴
位左右側各有一個。

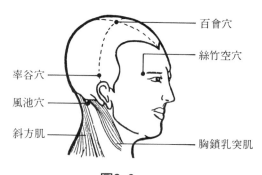

圖3-2

*3.*失眠

　　在面臨考試或工作的壓力，變換新的環境，或是遠赴時差不同的國度旅行，都會讓人無法安穩地睡個好覺。還好這種失眠大多只是暫時性，只要誘因消失或是調整睡眠的習慣，即可恢復正常。

　　但是如果屬於長期性失眠（時間超過三週以上），那就必須注意是否有潛在的病因。例如憂鬱症、焦慮症等精神因素，或是因為某些疾病產生疼痛、腸胃或呼吸不適而干擾了睡眠。另外，如果酗酒、煙癮，或是平常使用的藥物含有類固醇、咖啡因或其他的神經興奮劑，也容易引起失眠。

　　失眠只是一種症狀，重要的是找出病因、對症處理。不宜過度依賴安眠藥，畢竟它只能暫時地解除失眠的症狀。尤其是孕婦、睡眠時呼吸暫停症候群及酗酒的病人，更應該避免。

　　要治癒失眠，最好的方法就是睡前不要喝咖啡等刺激性飲料，並養成良好的睡眠習慣。若是躺在床上20分鐘後仍無睡意，不妨做一些輕鬆的活動，如靜坐、讀書或泡溫

日常病痛的穴位自療

水澡，待有了睡意再回臥房。

應用穴位療法來治療失眠，效果相當不錯。先用拇指及食指相對，夾住耳朵上的「神門穴」，適度點按約12下，每點按5秒鐘，即放鬆力道5秒鐘，同時要做緩慢的深呼吸。接著用指頭去點按小腿的「足三里穴」及「三陰交穴」，各約50下。最後在這兩個小腿的穴位，用艾條做溫和灸，各約5分鐘。

穴位如圖：「神門穴」在耳朵三角窩的上緣；「足三里穴」在小腿的前外側，外膝眼直下四橫指，且距脛骨前緣一拇指寬處；「三陰交穴」在內踝尖直上四橫指，脛骨的後緣。

第三章　各種疾患的穴位療法

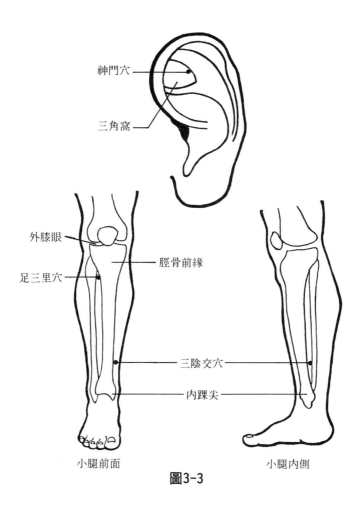

神門穴

三角窩

外膝眼

足三里穴

脛骨前緣

三陰交穴

內踝尖

小腿前面　　　　　　　小腿內側

圖3-3

4. 焦慮

　　現今的社會充滿著各種壓力，非常容易讓人產生焦慮的情緒。焦慮雖然是身體面臨壓力時的正常反應，但是如果壓力過大，超出身體的負荷，或是焦慮反應長期存在而影響日常生活，則對身體有害。

　　焦慮引起的症狀，不具特徵而且多樣性，例如出汗、心悸、呼吸不順、頭痛、腸胃不適、注意力不集中、失眠等，因此容易被誤認為其他的疾病。

　　有些疾病會表現出類似焦慮的症狀，所以在治療之前，首先要把這些原因排除，以免延誤。例如甲狀腺功能亢進、心臟二尖瓣脫垂、貧血、低血糖、心律不整等。另外，還要注意自己服用的藥物是否含有咖啡因、類固醇或是交感神經興奮劑的成分。有些飲料因為含有咖啡因，所引起的反應也必須與焦慮區別。

　　要減輕焦慮，抗焦慮的藥物相當有效，但是長期使用，則須注意依賴性及其他副作用，有些方法可以用來紓解壓力，如靜坐、運動、放鬆治療（以鼻緩緩吸氣，腹漸鼓出；然後再以口緩緩呼氣，腹漸凹入；並心想所有的壓力

隨著呼氣，全部離開身體），或按摩僵痛的頸及肩部等。

　　面臨突發性的壓力而一直焦慮不安時，可以嘗試一種簡便有效的穴位療法：用自己的大拇指逐力點按另隻手掌上的穴位──「少府穴」，不久即會出現心胸開朗的感覺。

　　穴位如圖：「少府穴」在手掌面，第四及第五掌骨之間；當握拳屈指時，小指指尖所在之處。

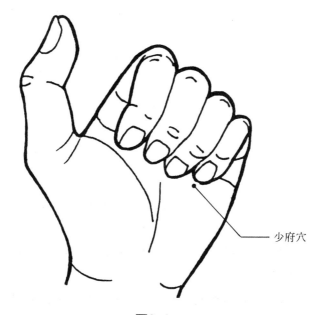

少府穴

圖3-4

5.宿醉

　　每當喝酒應酬時，上班族最擔心宿醉；頭暈、頭痛、噁心及嘔吐的症狀，可能會讓人難過一整天，而且還會被同事認為酒量不好。其實越是慣於喝酒，對酒已經產生依賴性的人，宿醉的程度會更加厲害，而且恢復的時間也拖得更久。

　　大部分喝下的酒精是在胃腸道吸收，然後經由血液循環進到腦部、肺、心及腎臟等器官；最後則在肝臟代謝，由它來負責清除的任務；只有少數是從尿液或呼吸排出。所以想藉著大量喝水來加速酒精排出體外，是會令人失望的；但是因為酒精有利尿作用，喝水可以用來補充流失的水分。

　　遇到宿醉，也有很多人想利用濃咖啡來解酒，其實並不妥當。雖然咖啡因可以使血管收縮，緩解酒精擴張血管後的頭痛；但是咖啡也有利尿的作用，可能使宿醉的其他症狀更加難過。

　　由於宿醉的嚴重度與酒精的量及酒的種類有關，所以要避免宿醉，首先應設法減少酒量；最好的方法就是空腹

時不喝酒(富含脂肪及蛋白質的食物,可以減緩酒精的吸收),並且喝酒的速度盡量放慢。若是自覺某些酒(含較多的釀酒副產物)容易引起宿醉,也應避開為宜。

　　要解除難過的宿醉,除了休息、服用頭痛藥及補充液體(尤其是富含維他命C及果糖的飲料)以外,應用穴位療法也可以減輕症狀。選用的穴位是鼻尖端的「素髎穴」,眉端的「攢竹穴」,手上的「合谷穴」及腳上的「太沖穴」。使用手指的指端,在穴位上點按,每按3秒鐘,即放鬆力量3秒鐘,每穴各按約20下。

　　穴位如圖:「素髎穴」在鼻尖的正中央。「攢竹穴」在眉毛內側端點。「合谷穴」在手的背面,第一及第二掌骨之間。「太沖穴」在足的背面,約在第一及第二根腳趾骨的接合處。

日常病痛的穴位自療

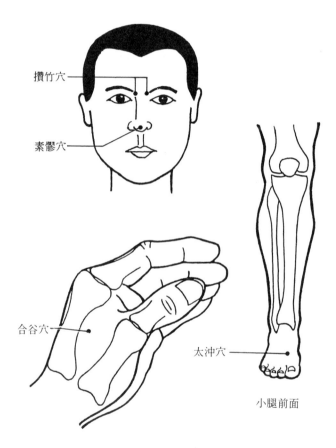

攢竹穴

素髎穴

合谷穴

太沖穴

小腿前面

圖3-5

*6.*中暑

　　很多人喜歡夏天，因為可以走出戶外，接近陽光；但是酷熱的天氣卻經常帶來致命的危險。因為夏季炎熱而衍生的傷害，有熱痙攣、熱衰竭及中暑等，尤其是中暑，若不立即適當處理，則死亡率非常高。

　　在高溫及高溼度的環境下，最不利於體溫的調節，此時從事激烈的活動，或是過於疲勞，都很容易發生中暑。尤其是老年人、肥胖、嗜酒者、有心臟病舊疾、服用利尿劑或抑制排汗的藥物（如抗組織胺或三環抗憂鬱劑），都是發生中暑的高危險群，一到夏天，更須格外小心。

　　熱衰竭的症狀為血壓低、心跳快、面潮紅、大汗、噁心或暈眩。但是若體溫過高（高到攝氏41度以上）及意識狀態改變時，則要特別注意是否發生了中暑；若未及早診斷及處理，常會死於心臟、肝臟及腎臟衰竭或血液凝固異常。

　　迅速處理，是中暑存活的關鍵。首要工作是先把體溫降低；把病人移到陰涼通風的地方，脫下所有衣物，在其身上灑水，並且搧風或拿電風扇吹風。同時注意維持呼吸

日常病痛的穴位自療

道暢通及補充液體，並且立即送醫，預防遲發性的併發症。

　　中醫急症治療的常用穴——「人中穴」，此時也可以派上用場。用大拇指指端(勿用指甲)，出力點按該穴，時間大約一分鐘，此穴有甦醒神志的作用，除了用於中暑昏倒的急救，也可應用於其他休克的場合。其位置位於面部，在人中溝由上往下1/3的地方。

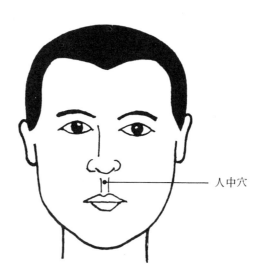

人中穴

圖3-6

7. 昏厥

　　發生「昏厥」（俗稱「暈倒」）的機率，其實並非罕見，依據統計，將近30%的人曾經有昏厥的紀錄，而其中又有大約30%的人是一再發生。尤其是女性及老年人最常見。

　　「昏厥」指的是突然沒有知覺，而且合併全身的肌肉張力消失，以致無法站立。雖然多數的昏厥會逐漸地恢復，但是有時卻會在倒下時受傷，有時則會因為潛伏的病因沒有及時治療，而危及生命。

　　過度焦慮、驚恐，或是疼痛的刺激，都是引發昏厥的常見原因。但是有時卻是因為心臟血管疾病、神經（腦缺氧、癲癇）、代謝（血糖或血氧偏低）、精神或是服用的藥物（利尿劑、降血壓劑、抗憂鬱劑等）所引起。

　　在發生昏厥之前，經常會有預警的先兆出現——噁心、頭暈、眼前發黑、站立不穩、臉色發白及冒冷汗等；如果暈倒之前沒有這些先兆，就要考慮是否有潛伏的心臟疾病，它是引起猝死的常見因素。

　　如果自覺快要昏厥，最好的方法是立即躺下來，頭放

低(勿放枕頭)腳抬高,並且打開束縛的衣領;要保持空氣流通及避免日曬。若是無法躺下,也可以坐著,彎腰向前,頭放在兩膝中間,此法也可以幫助血液流向腦部。另外要觸摸脈搏的跳動有無規律。

經常發生昏厥,或是合併不尋常的病徵時,即使意識已經恢復,也應該立即尋醫診治。若是現代醫學一直無法提供滿意的療效時,則可以配合傳統醫學的穴位療法。一般在急救時,是用拇指指端,出力點按「人中穴」;也可以用指甲刺激「中沖穴」,時間大約一分鐘。至於日常的保養,則選用「關元穴」,用艾條在離穴位舒適溫暖的高度,灸療約5分鐘。

穴位如圖:「人中穴」位於面部,在人中溝由上往下1/3的地方。「中沖穴」在中指尖端的中央。「關元穴」在肚臍直下四橫指處。

第三章　各種疾患的穴位療法

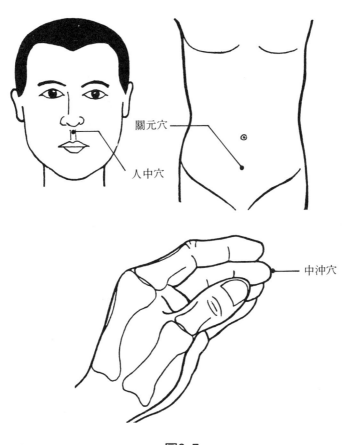

圖3-7

8.眼睛疲勞

　　眼睛「看」的方法不對，容易疲勞，而現代文明的產物只會讓這種機會有增無減——閃爍的畫面（電視及電腦螢幕）、長途開車、考試熬夜等。一旦開始出現視力模糊、眼睛痠脹、眼皮發癢或跳動的現象時，就是眼睛疲勞的警訊。

　　眼睛疲勞與眼睛的肌肉長期處於收縮狀態有關（眼睛長時間、近距離，盯著東西看的情況下）。所以看書時最好養成每十分鐘，抬頭看遠處約一分鐘的習慣；利用眼睛焦距的重新調節，來放鬆眼睛的肌肉。

　　書房及工作室的布置，也要注意眼睛的維護。室內採用間接照明；工作檯面對的牆壁，色彩不可過於鮮艷；而擺設的位置不要在窗沿或是剛好背對窗戶，以免過亮或過暗。慣用右手的人，光源最好是放在左肩的後上方。

　　電視機擺設的位置也很重要，畫面的高度要與眼睛同一水平，讓眼睛能夠直視。至於影像則要調整清晰，室內燈光不可過暗。畫面上也不要出現反射光。

　　如果做好了護眼的工作，眼睛仍然常覺疲勞，甚至出

現劇痛、看物有多重影像、視野中有缺角，或是合併頭痛時，則要及早尋醫檢查。

　想預防紓解眼睛疲勞，利用穴位療法不僅方便而且實用。穴位是選用眼眶附近的「攢竹穴」、「絲竹空穴」、「瞳子髎穴」、「四白穴」及頸部後面的「天柱穴」。以上穴位各用手指指腹點按約一分鐘（眼睛附近穴位要輕按），同時閉眼做深呼吸。

　「攢竹穴」在眉毛內側端點。「絲竹空穴」在眉毛外側端點凹陷處。「瞳子髎穴」在閉眼時外眼角紋終止處、眼眶骨外緣。「四白穴」在瞳孔直下方約一拇指寬處的眶下孔凹陷。「天柱穴」在後面髮際正中兩旁約一拇指寬處旁。

日常病痛的穴位自療

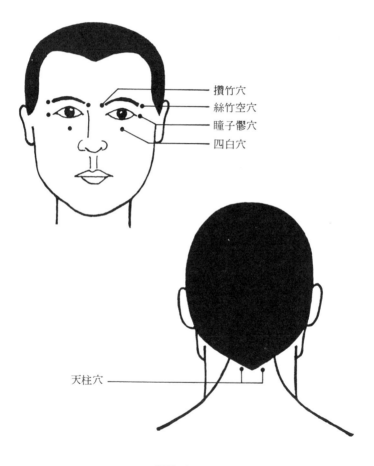

圖3-8

9.流鼻血

　　流鼻血常在挖鼻孔、受到撞擊、感冒，或是在乾燥的環境（如在飛機艙內）裡發生。但是如果反覆地流鼻血，則要注意是否為高血壓、血液凝固功能障礙、鼻內異物或是腫瘤等疾病。

　　很多人遇到小孩子流鼻血便束手無策；其實多數出血是來自於靜脈，而且大多位於鼻中隔前端的血管；只要學會了處理，很快就可以止血。

　　如果經過適當的處理，15分鐘後仍無止血的跡象，甚至持續流出大量鮮紅色的鼻血，就要懷疑可能是傷到動脈或是鼻子較深處的血管；此常見於中老年人，一旦止血無效，就要立即尋醫治療。

　　要注意的是，流鼻血時不要讓流鼻血的病人躺下來或是頭後仰，因為血液可能因此從鼻子倒流進入食道或氣管，引起不適及併發症，而且使人無法判定是否已經止血。

　　最好的方法是讓病人安靜地坐著，不要緊張，以降低血管壓力來減輕出血的程度。另外可以在病人的鼻子上端

或是頸部後面冷敷;或是用手指捏緊鼻子兩邊,至少持續5分鐘以上,嘴巴則張開呼吸。

利用穴位療法來止鼻血,效果也不錯,可以試著在病人頭部的「上星穴」或是頸部後面的「天柱穴」,用大拇指點按約3至5分鐘。小兒的頭頸部則不宜點按。

穴位如圖:「上星穴」在頭部前面髮際,正中直上一拇指寬處。「天柱穴」在後面髮際,正中旁開大約一拇指寬處旁。

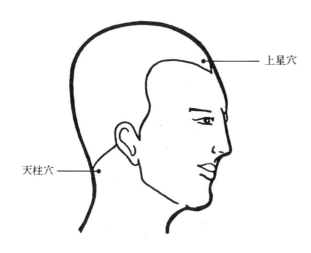

圖3-9

10.耳鳴

聆賞大自然的鳥蟲聲，是人生一大樂事。但是如果這些聲音終日相伴，而事實上又沒有鳥蟲存在時，就變成極為痛苦的事。「耳鳴」有各種雜音，有些是沙沙、嗡嗡、滴答或是脈搏跳動聲。

內耳的耳蝸神經上的接受器，被噪音、毒素或其他因素干擾時，都可能引發「耳鳴」。它也許是嘈雜的環境，或只是一小塊的耳垢。但也可能是中耳炎、耳膜破洞、耳硬化症或是聽神經瘤等較為嚴重的疾病。

要治療「耳鳴」，不能只看耳朵。有一些耳朵以外的疾病也與耳鳴有關，例如：高血壓、家族性高血脂、糖尿病或甲狀腺疾病等，這些都須一併治療。

如果找不出病因，可以先試著戒除煙、酒及含咖啡因等神經刺激物；並且觀察自己使用的藥物是否含有阿斯匹靈、利尿劑，或是鏈黴素等消炎藥；若能夠及早停用，症狀才會改善。

有時潛在的病因雖然治癒，但是仍然耳鳴；或是長久尋不出病因時，那麼就要學習護耳的方法。首先設法解除

心理壓力,避免暴露於巨大噪音,並且找出可以減輕自己
耳鳴的遮蔽樂聲(輕柔的音樂、風扇轉動聲等),不然就直
接使用耳鳴遮蔽器或助聽器,利用外來聲音的掩蓋,來降
低耳鳴的感覺。

　　利用穴位療法,有些病人也會改善。首先用雙手的食
指、中指及無名指的指端,分別按在耳前三穴(「耳門」、
「聽宮」及「聽會」穴)的穴位上,張口閉眼,點按約兩分
鐘。另外再加上點按頭顱部的「角孫穴」及耳朵後面的
「頭竅陰穴」,各穴適度點按約50下。

　　穴位如圖:「耳門穴」在耳屏上切迹的前方,下頜骨
關節突後上方凹陷處。「聽宮穴」在耳屏中點的前方凹陷

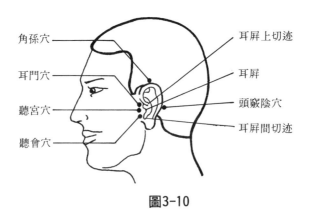

圖3-10

處。「聽會穴」在耳屏間切迹的前方，聽宮穴的直下方。「角孫穴」的耳尖正上方入髮際處。「頭竅陰穴」在耳後乳突的後上方。

*11.*牙痛

　　一提起牙痛，不少人都有椎心刺骨的難忘經驗。牙痛的原因，除了大家熟知因蛀牙過深而引起的齒髓炎，以及牙面上的牙菌斑造成的牙周病外，還有很多非牙齒的因素，也會導致牙痛。

　　要確定牙痛的原因是否來自於牙齒，可以先自我檢查。首先照鏡子，看有沒有蛀牙，然後觸摸周圍的牙肉組織，另外再用牙齒用力咬木製的壓舌板，最後在牙齒上沾一些冰水、熱水或糖粉來刺激；若是以上這些方法會引發牙痛，那麼病源可能就是出在牙齒或是牙周組織。

　　口腔內部，除了牙齒以外，還存在著腺體、血管、神經及肌肉骨骼，這些組織都有可能引起類似牙痛的症狀。

　　例如鼻竇炎、唾液腺發炎、血管性頭痛、三叉神經痛、肌筋膜疼痛、顳骨與下頜間關節病變或是心理因素，都可能是引發牙痛的來源。因此，若一直看不好的牙痛，就必須考慮轉換其他科別，而不是隨隨便便把牙拔掉。

　　如果牙痛難忍，一時束手無策；或是怕痛的你，必須坐上治療檯接受牙科治療時，穴位療法可以立即派上用

第三章　各種疾患的穴位療法

場。應用的穴位是手上的「合谷穴」、臉頰旁的「下關穴」和「頰車穴」，以上各穴分別用拇指點按約3分鐘，劇烈的牙痛將會馬上減輕或停止。

　　穴位位置如圖：「合谷穴」位於手背面，第一及第二掌骨之間。「下關穴」位於面部耳的前方、顴骨弓下緣凹陷處。「頰車穴」位在面頰，下頜角前上方約一拇指寬處；在咬牙時，咬肌隆起的高點。

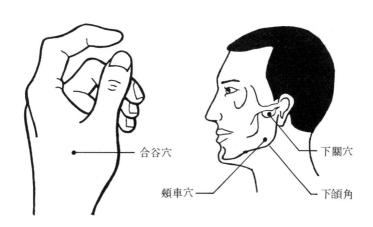

合谷穴

下關穴

頰車穴

下頜角

圖3-11

*12.*感冒

　　「感冒」是最常見的疾病，據估計大人平均一年約發生3次；而小孩因為免疫力尚未完全成熟，一年約有6次以上的感冒。由於感冒的病毒有上百種，加上身體對病毒的反應又因人而異，所以症狀稍有不同。典型的症狀是鼻塞、流鼻水、喉嚨不適、較少高燒(小孩子例外)。

　　「感冒」與「流行性感冒」兩者常被混淆。如果是先出現突發高燒、嚴重頭痛及肌肉痠痛等全身性症狀，但是呼吸道的症狀相對較輕微，流行的病患又持續增加時，就要懷疑「流行性感冒」，由於慢性病人及老年人可能因此發生嚴重的併發症，所以最好還是事前先施打疫苗預防。

　　鼻子及眼睛是感冒病毒進入人體的主要門戶，除了經由空氣傳染，如果手接觸到病毒，再去觸摸這些部位，也可能因此染上感冒。最容易被疏忽的情況是與人握手、手握門鈕、電話筒、筆等，所以除了少去公共場所外，也要謹記隨時洗手。

　　治療感冒並無特效藥，只是針對症狀處方。由於症狀及體質各人不盡相同，所以不要隨便服用別人的藥物，也

不要自行選購成分複雜的綜合感冒藥，以免多服了不必要的成分，增添副作用的機會。

　　傳統醫學把感冒視爲外感風邪，所以在穴位治療上常選用通治風症的主穴——「大椎穴」、「風池穴」及「風府穴」，另外再加上專治上焦風邪的必用穴——「合谷穴」及「曲池穴」。以上穴位，緩緩出力，各穴持續點按約一分鐘，並同時緩慢地深呼吸，可作爲治療感冒的輔助療法。

　　穴位如圖：「大椎穴」在第七頸椎棘突下方的凹陷。「風池穴」在枕骨下、胸鎖乳突肌與斜方肌之間的凹陷。「風府穴」在後髮際正中直上一拇指寬處。「合谷穴」在手背面，第一及第二掌骨之間。「曲池穴」在屈肘時，肘橫紋外側端點凹陷處。

日常病痛的穴位自療

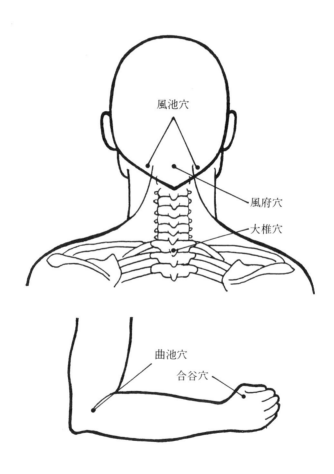

圖3-12

13.咳嗽

　　咳嗽相當煩人，可是它正在告訴你兩件事——與咳嗽有關的器官受到了某種刺激；以及身體試著在清除分泌物，以維持呼吸道的暢通。

　　因此出現咳嗽時，最重要的事，並非馬上止咳。當咳嗽帶有痰液時，反而是要促進痰液排出，另外就是要找出致病的潛伏原因。

　　由呼吸道本身引起的咳嗽，包括環境的刺激、鼻液倒流、感染、過敏、吸入異物、腫瘤阻塞或壓迫氣管等，但是胃液逆流到食道及氣管、心臟衰竭、某些治療高血壓的藥物及心理因素等，也會產生咳嗽。

　　雖然咳嗽是有益身體的一種保護功能，但是若長期持續不斷地乾咳，則反而有害。因為除了會影響睡眠及日常生活的不便外，也可能會引起頭痛、嘔吐、氣胸、肋骨骨折及暈厥等併發症。

　　因此，對於劇烈的乾咳無痰，常須使用藥物來止咳，但有些止咳藥，會有噁心、嗜睡、頭暈、便秘，甚至成癮的副作用，不可以貿然自行購買服用。

　　不服用藥物，單用點穴療法來止咳，效果也相當優異。選用的穴位，為手上的「魚際穴」及「合谷穴」。方法為以另一手的大拇指指端，點按魚際穴；而食指指端，則點按合谷穴。兩穴同時出力點按，此時穴位處，會出現痠、脹或麻的感覺。

　　穴位如圖：「魚際穴」位在手掌面，第一掌骨中點的橈骨側。「合谷穴」位在手背面，第一及第二掌骨之間。

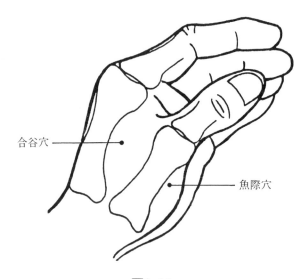

合谷穴

魚際穴

圖3-13

*14.*咽喉痛

　　引起咽喉痛的原因有很多，例如：吃辛辣的食物、抽煙過多、空氣汙染、外傷、異物、腫瘤或是感染。但是最常見的病因還是病毒感染，伴隨的症狀常出現鼻塞、流鼻水、咳嗽或聲音沙啞等；治療的方法是支持性及症狀治療，並無所謂的特效藥。

　　病因中要特別注意的是細菌感染，尤其是A族鏈球菌，它可能會衍生扁桃腺周圍膿瘍、風溼熱或腎絲球腎炎的嚴重後遺症。如果咽喉痛沒有前面所述病毒感染的常見症狀，卻伴隨攝氏38.3度以上的發燒，頸部前面淋巴結腫大壓痛，和扁桃腺紅腫等徵兆時，常需要進一步的檢驗；假使確定診斷，則要遵循醫囑，使用足量的抗生素。

　　想減輕咽喉疼痛的症狀，必須要有充分的休息及補充水分，室內環境不可過於乾燥，飲食要選擇溫和，不要有刺激性，而且不要抽煙。另外可以試著口含較硬的糖果來刺激唾液腺分泌，溼潤咽喉。或是用溫的鹽水漱口，以減輕咽喉的不適。

　　止痛的藥物很多，但是如果孩童出現的症狀類似流行

性感冒或水痘,則要避免使用阿斯匹靈,因爲可能與「雷氏症候群」有關,導致腦部與肝臟的損傷。

　　要減輕咽喉痛,也可使用穴位療法,選用的穴位是止痛要穴——「合谷穴」及善治咽喉腫痛的「少商穴」。由於以上穴位的感應相當強烈,所以在開始點按穴位之前,先以拇指指端緊貼穴位上的皮膚,緩緩出力揉按;各穴大約點按30下,早晚各一次。孕婦則不宜使用「合谷穴」。

　　穴位如圖:「合谷穴」位於手背面,第一及第二掌骨之間。「少商穴」位於大拇指的末端指節,指甲角的旁邊。

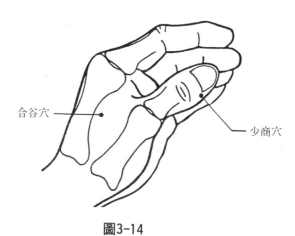

合谷穴

少商穴

圖3-14

15.鼻塞

　　「鼻塞」是相當令人困擾的症狀，它不只是鼻子不通，有時還會連帶地影響其他的器官，產生頭暈、昏昏欲睡、注意力不集中、疲倦等現象；如果長期鼻塞，產生嚴重的組織缺氧，也要提防心臟及腦血管的併發症。

　　並不只是上呼吸道感染會引起鼻塞，如果有鼻部結構異常、異物、過敏、神經血管及內分泌失調，或是藥物（某些避孕藥、降血壓藥及非類固醇消炎藥等）都是可能的原因。

　　想治好鼻塞，必須要有正確的診斷；首先要區分出原因是來自「過敏」或「非過敏」，因為兩者的治療及預防方法都有所不同。「非過敏性鼻炎」並非因為塵蟎、花粉、黴菌等過敏原所引起，所以並不適合做免疫療法。

　　如果鼻塞合併流鼻血、頸部淋巴結腫大、臉部感覺異常或疼痛時，要小心是否有鼻咽腫瘤。要是小孩子只有單側鼻塞並有濃稠分泌物時，則要懷疑鼻內有異物阻塞。

　　有些人喜歡自行購買消除鼻黏膜充血的噴鼻劑使用，它的效果雖然作用迅速，但是如果長期依賴，卻可能發生

日常病痛的穴位自療

藥物反彈性鼻塞，使得用量漸增，而效果卻減少；而且還可能引發心悸、失眠、血壓升高等副作用。

　　對於單純性的鼻塞及其引起的周邊症狀，也可以應用臉部的穴位來改善。選用的穴位是鼻子附近的「迎香穴」、「巨髎穴」、「禾髎穴」，及眉毛兩端的「攢竹穴」、「絲竹空穴」。各穴分別以手指適度出力按住，持續約1~2分鐘，並同時做深呼吸。

　　穴位如圖：「迎香穴」在鼻翼外緣中點、鼻唇溝上。「巨髎穴」在瞳孔直下方，且平鼻翼下緣。「禾髎穴」在鼻孔外緣直下方，平人中穴。「攢竹穴」在眉毛內側端點。「絲竹空穴」在眉毛外側端點凹陷處。

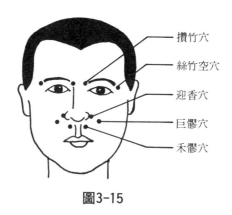

圖3-15

16. 鼻子過敏

　　當人體受到病毒或細菌的入侵時，體內的免疫系統將會發揮防衛的作用，負責清除這些危害。但是有一些人的免疫系統反應過度，連一些不會構成危險的因素（如家塵、動物皮毛、花粉等），也產生激烈的反應，引發出「過敏」的現象，「過敏性鼻炎」就是最常見的過敏病。

　　如果整年或是每逢春、秋就發生流鼻水、鼻塞、打噴嚏，及鼻子、眼睛或喉頭發癢，再加上家族裡有過敏疾病的病史時，就要注意是否得到「過敏性鼻炎」。

　　除了以上令人困擾的症狀，有時候由於鼻水的倒流，會引起咽喉炎及夜間不停地咳嗽；另外常見的併發症還有頭痛、慢性鼻竇炎、反覆性中耳炎、使氣喘惡化等。

　　治療鼻子過敏的首要工作，是避免接觸到過敏原；例如要對付家塵裡的「蟎」，家中就要用除溼機來保持環境乾燥，床墊及枕頭要用塑膠布包住，每週定期用熱燙的水清洗寢具，裝潢要避免地毯及榻榻米，不要放填充式的絨毛玩具等。

　　現代醫學的用藥是先以抗組織胺或解充血劑治療，視

情況再加用類固醇的噴鼻劑；如果效果不好，可考慮減敏療法。這些方法可以改善症狀，但無法短時間內根治「鼻過敏」。

　　應用穴位療法也可以改善症狀，選用臉部的「印堂穴」、「迎香穴」、「巨髎穴」及「百會穴」各穴分別以手指指端適度出力按住，持續約1~2分鐘，並同時閉眼，緩慢地深呼吸。另外可以配合灸療背部的「肺俞穴」，艾條在距離穴位皮膚溫暖適中的高度，每日灸療大約10分鐘。平常還要養成規律運動的習慣。

　　穴位如圖：「印堂穴」在兩邊眉頭連線的中點。「迎香穴」在鼻翼外緣中點，鼻唇溝上。「巨髎穴」在瞳孔直下方，且平鼻翼下緣。「百會穴」在頭頂中線與兩耳尖連接線的交叉點。「肺俞穴」在背部，第三胸椎棘突下方，左右旁開各兩橫指寬處。

第三章　各種疾患的穴位療法

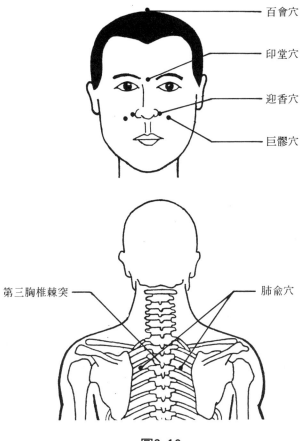

圖3-16

*17.*急性胃痛

　　你是否經常抱怨胃痛？原因可能是有些刺激性的因素正在傷害胃黏膜；也有可能是胃黏膜本身出了問題，無法發揮正常的保護功能。

　　首先想想是否曾經虐待過你的胃？例如：吃又辣又燙的食物、喝太多含咖啡因的飲料、精神過度緊張、長期服用大量藥物(阿斯匹靈、非類固醇消炎止痛劑、類固醇)、酗酒或抽煙。

　　會引起胃痛的疾病，常見的是胃炎及消化性潰瘍。但是有些不是胃的疾病，也會產生類似胃痛的症狀，必須仔細區分，以免延誤。

　　如果疼痛會放射到右肩，出現噁心，而且在深吸氣時會更痛，應先考慮膽囊的疾病。若是不斷地劇烈疼痛，而且會放射到背部，當坐起來或彎腰時會減輕疼痛，則要懷疑胰臟引起的疼痛。

　　有些容易被誤認為胃痛的疾病，可能會立即危及生命，必須謹記在心。雖然像是胃痛，但是出現冒冷汗、胸部發悶時，就要留意心臟病作祟。若是突發尖銳性疼痛，

又血壓偏低時，則要想到腹主動脈瘤破裂的可能性。

　　想避免胃引起的疼痛，就要善待你的胃。首先去除刺激性的因素，而且進食時保持心情愉快，可以少量多餐，切忌狼吞虎嚥。若是有食物曾經引起胃部不適，就盡量避開。

　　想用制酸劑來減輕胃痛，最好是採用液體狀，而且在飯前1小時、飯後兩小時及睡前服用。應用穴位療法，也有立即減輕胃痛的功效，只要用大拇指的指腹出力點按——兩邊膝蓋外上方的「梁丘穴」，每次按壓3秒鐘再鬆手，大約按30下即可。若是頑固的胃痛，可以加上背部的「胃倉穴」，自己握拳以彎曲的掌指關節，揉按穴位約1分鐘。

　　穴位如圖：「梁丘穴」在膝蓋骨的外上緣，直上三橫指寬處。「胃倉穴」在背部第十二胸椎（最後一根肋骨連接處）棘突下，再左右旁開四橫指寬處。

日常病痛的穴位自療

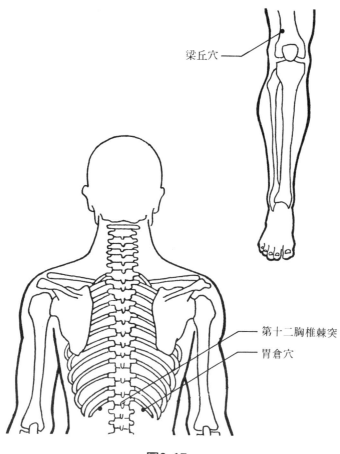

梁丘穴

第十二胸椎棘突

胃倉穴

圖3-17

*18.*肚子發脹

　　很多人常抱怨肚子發脹、腸氣太多；其實是日常生活中的一些舉動，連帶地吞入過多的空氣；尤其是在大口進食、邊吃邊聊、抽煙、嘴含糖果、嚼口香糖，甚至緊張時的吞嚥動作都是常被疏忽的原因。

　　吃進過多的「產氣食物」，也會引起肚子發脹，因為它們在大腸中容易被細菌發酵而產生氣體，常見的有洋蔥、大豆、馬鈴薯、花椰菜、甘藍菜、胡蘿蔔、蘋果及香蕉等。但是食物產氣的程度，有時是因人而異；最好依照自己的體驗，逐項記錄，作為食量的參考。

　　當小腸缺乏乳糖酵素時，一旦喝下牛奶，將無法消化其中的乳糖，也會被發酵而發出氣體。值得注意的是，腹部脹氣有時卻是來自疾病，包括膽囊、胰臟疾病、消化性潰瘍、吸收不良症候群或消化道阻塞等，這些都應預先排除。

　　想單靠藥物來治療肚子脹氣，效果並不是全部讓人滿意。最重要的還是先留意進餐守則——營造用餐的輕鬆氣氛，勿躺臥著進餐，進食時合著嘴細嚼慢嚥，少碰香煙、

啤酒、汽水及其他會讓自己發脹的食物，並且養成良好的排便習慣。

要減輕肚子脹氣，有一些穴位可以用來調節消化的功能。選用的穴位是腹部的「氣海穴」、「腹結穴」及下肢的「足三里穴」及「公孫穴」。腹部穴位，分別用手掌緊貼穴位皮膚，順時針方向按摩約一分鐘，並同時閉目深呼吸。下肢穴位，分別用手指指端各點按約50下。

穴位如圖：「氣海穴」在肚臍直下兩橫指寬處。「腹結穴」大約在氣海穴稍上方，再左右旁開各五橫指處。「足三里穴」在小腿的前外側，外膝眼直下四橫指，且距脛骨前緣一拇指寬處。「公孫穴」在足內側緣，足大趾突出部向後一拇指寬處。

第三章　各種疾患的穴位療法

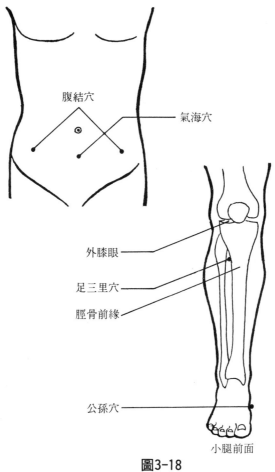

腹結穴

氣海穴

外膝眼

足三里穴

脛骨前緣

公孫穴

小腿前面

圖3-18

*19.*打嗝

　　用餐太急、喝汽水、吃到熱燙或冰涼的食物，或是抽煙及喝酒過量，都可能使人打嗝。甚至有些人，只要進出溫差過大的房間，或情緒突然激動，也會發生打嗝。

　　打嗝，除了不雅觀外，若持續不停也會影響睡眠，或因而無法進食。

　　事實上，有很多的疾病，因為影響到中樞神經或周邊神經（尤其是迷走神經及膈神經），也會引起打嗝。因此若是打嗝持續不停，超過兩天時，必須警覺有無嚴重的潛在性疾病，例如腫瘤、腦中風、腦炎、肺炎、糖尿病或尿毒症等；有時，這些疾病的早期徵兆，就是以打嗝來表現，不可不防。

　　有很多簡單的方法，用來停止打嗝，譬如用水漱口或是冰水潤喉；也可以吞下碎冰、硬麵包或是一茶匙的乾砂糖等。這些方法，都是用來刺激懸壅垂及咽部，達到止嗝的目的。

　　另外，利用打噴嚏或是閉氣的動作，也有效。若是效果不明顯，也可以試著用棉棒，在口腔軟顎上，輕揉一分

鐘。

　　以上的方法，若是無效，可用點穴的方法。點穴的穴位為「中渚穴」（如圖，位置在手背的第四及第五掌骨中間，掌指關節後面），用大拇指指端，出力點按，以出現痠麻感為度。

　　雖然點按頸部的「翳風穴」也有效，但是因為此穴接近迷走神經，若是讀者使用不當，極易造成心搏過緩，在此不建議私自使用。

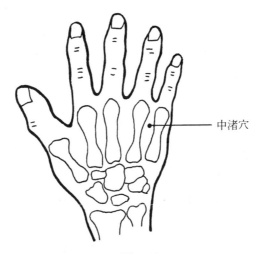

中渚穴

圖3-19

*20.*便秘

　　很多人都有便秘的經驗，那種費了大把勁，可是腸子不聽話，未能暢快排淨的感覺，確實令人相當難受。便秘的原因很多，最常見的仍是特發性便秘，也就是無全身性或器官性疾病，而與飲食不當、不良的生活方式及工作環境、缺乏運動或出外旅行有關。

　　有些疾病，也會造成便秘，必須注意，例如腦中風、自主神經病變、甲狀腺功能低下、憂鬱症或血鉀偏低等。此外，宜特別注意有無罹患大腸腫瘤，尤其是中老年人或合併有血便的患者，尤須警覺。

　　有些人喜歡自行服用藥物，卻不知道所服用的藥物，也會引起便秘，例如含有碳酸鈣或氫氧化鋁的胃藥、止痛劑、肌肉鬆弛劑、鈣片、抗組織胺或抗憂鬱劑等；此時只要停用或改換他類藥物，便秘自會消失。

　　而養成良好的排便習慣及飲食生活方式，也可消除便秘。由於大腸的活動多在清晨及餐後立即產生，因此在這段時間，應先短暫散步後，在心情放鬆及有充裕時間的情形下來排便。

第三章 各種疾患的穴位療法

　　飲食上，每天應喝足6到8大杯液體，並且多吃富含可溶性纖維的食物，例如豆類、燕麥、小麥等，因為其在腸中可形成膠狀塊而增加大便的容積，促進腸蠕動，並對腸黏膜有潤滑作用。

　　選擇藥物治療時，宜盡量避免長期使用刺激性瀉藥，以免大腸無力，反而使便秘更加惡化。便秘患者，也可以自己施行穴位點按的方法，點穴的穴位，是位於腹部的「天樞穴」（如圖，穴位距離肚臍兩旁，各約三橫指寬）。

　　首先舒適地躺平，膝蓋彎曲，然後以手指指腹緩緩施力按壓穴位，每次在穴位上停留約5秒鐘，同時做深呼吸。先按右天樞穴30下，再按左天樞穴30下。早晚各一次，空腹時施行。

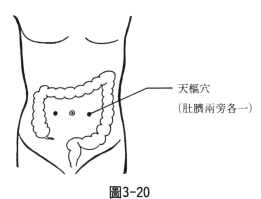

天樞穴
（肚臍兩旁各一）

圖3-20

*21.*腹瀉

　　如果吃下腸道難以吸收的東西，或是某些物質破壞腸道黏膜及干擾消化的功能，都可能會引起腹瀉。腸道有時正是以拉肚子的方式來清除毒素，所以大部分的急性腹瀉，主要還是以支持療法為主。

　　除了腹瀉以外，還必須注意一些伴隨的症狀，例如：大便帶有血及黏液、體重下降、嚴重腹痛及嘔吐、高燒、合併皮膚及關節病變等，這些症狀常暗示著存在器官性的病變，必須進一步檢查。

　　若是大便沒有血液而且沒有發燒等其他的症狀，此時還要留意是否因為平常服用的藥物引起腹瀉，例如：抗生素、含有鎂的胃藥、秋水仙素、某些心臟病或促進消化道蠕動的藥物等。

　　腹瀉的併發症是脫水，此對小兒及老弱的病人，最容易導致危險，所以應該注意是否有脫水的現象——如極度口渴、口乾、尿量減少或無尿、皮膚乾皺、疲倦、血壓偏低等，此時應立即尋醫，補充足夠的水分及電解質。

　　發生腹瀉時，要有充分的休息；飲食方面則避免油

膩、辛辣，含有酒精、咖啡因、過甜，或是生菜、水果等
富含纖維的食物。而選用去油的肉湯、米湯為主；再逐漸
增加乾土司、煮燕麥粥、炒蛋等溫和的飲食。

　　對於非特殊性的急性腹瀉，想要止瀉，除了藥物外；
使用穴位療法，也常可見效；選擇的穴位是肚臍下方的
「腹瀉穴」及膝蓋下方外側的「足三里穴」，每次用大拇
指直接按壓約3~5分鐘。也可以自行購買艾條，選用以上穴
位，在距離穴位皮膚感覺溫暖舒適的高度，做灸療，各穴
以5分鐘為度。

　　穴位如圖：「腹瀉穴」距離肚臍直下，大約半拇指寬
處。「足三里穴」在小腿的前外側，外膝眼直下四橫指，
且距脛骨前緣一拇指寬處。

日常病痛的穴位自療

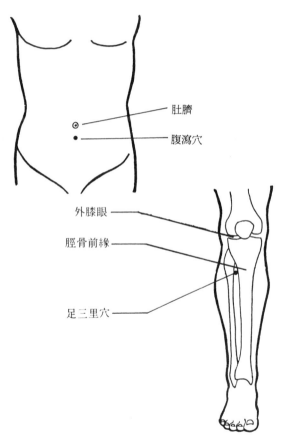

肚臍

腹瀉穴

外膝眼

脛骨前緣

足三里穴

圖3-21

*22.*經痛

　　根據統計，約有10%的婦女在月經來潮時，都會歷經輕重程度不等的經痛，有些甚至嚴重到合併虛脫、冒冷汗或瀕臨休克的情形，因此經痛對部分婦女而言，已成爲每月揮之不去的夢魘。

　　經痛分原發性經痛及繼發性經痛兩種，其症狀及病史不盡相同，患者可以初步自行評估，原發性經痛在初經後一至兩年發生，且常在生產後自然消失；疼痛性質屬尖銳、陣發性，且在月經剛來潮時出現，並逐漸減輕。

　　至於繼發性經痛則常在35歲以後才發生，疼痛性質屬深部、恆定性，常在月經來潮前兩、三天即開始，而在月經結束時仍持續疼痛。

　　由於繼發性經痛常是源於骨盆腔的病變，如子宮內膜異位症、骨盆腔感染、卵巢囊腫、子宮肌瘤等，患者必須針對其潛在的病因治療。

　　要解除經痛，平常必須注意均衡的營養及適度的運動，至於疼痛發作時，可以平躺，熱敷腹部。藥物則使用非類固醇類止痛劑來止痛，不可貿然使用成癮性止痛劑，

以免日後上癮，得不償失。

　　患者也可以自行施行點穴療法，相當方便有效；點穴的穴位，位於小腿內側的「三陰交穴」（如圖，穴位在內踝尖直上四橫指，脛骨的後緣）。於月經前三天開始點按該穴，直至經期結束。每天1～2次，每次約點按50下。

　　點按的強度，必須以該處穴位感覺痠、脹或麻為主。除了有止經痛的作用，若能每次月經周期耐心施行，尚有預防原發性經痛的功效。

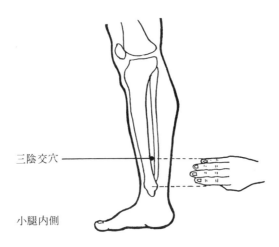

三陰交穴

小腿內側

圖3-22

23.落枕

　　早上起床時，轉頭想按掉惱人的鬧鐘，卻發現頸部突然不聽使喚，每轉動頸部，立即產生劇烈疼痛。這時候，可能罹患了急性斜頸，俗稱「落枕」。

　　「落枕」常發生於終日窩在冷氣房、伏案工作的上班族，忠實的電視夜貓族，晚上為照顧小孩而全家三口共擠一床的父母，或經常長途開車的人。主要是因為頸部長期處於不良姿勢、頸部受涼、或是頸部用力不當造成。雖然，頸部轉動而疼痛的症狀，可在數天內消失；但若置之不理，卻可能造成日後復發的困擾。

　　對於「落枕」的治療方法，西醫大多給予口服或注射非類固醇消炎止痛劑，或使用痠痛軟膏外擦，甚至用麻醉止痛劑做局部痛點阻斷療法；但依個人經驗，不是效果緩慢或不持久，就是療法較具侵襲性。而「點穴療法」，不僅簡單方便，可以隨處治療，沒有藥物副作用，而且較快見效。

　　首先，必須先找出頸部的壓痛點，位置大多在「肩井穴」附近（如圖，當頭向下彎時，頸部會出現突出部，此處

日常病痛的穴位自療

與肩部骨頭端點做一連線，「肩井穴」即位在此連線的中央點），然後，用大拇指點按該痛點大約20下；此時，病人會有強烈壓痛，點穴力道，不要太強，要以病人能夠忍受為度。

之後再用大拇指點按「落枕穴」（如圖，穴位在食指及中指掌骨之間的空隙），點按穴位的力道，要以能出現痠麻感為主；同時，病人的頸部要開始左右轉動，此時，頸部肌肉自然會開始鬆弛，活動也逐漸順暢。

「落枕」發生時，最忌私自胡亂用力推拿或刮痧，因為可能造成肌肉、韌帶等軟組織損傷、出血及水腫，使病情惡化。

第三章　各種疾患的穴位療法

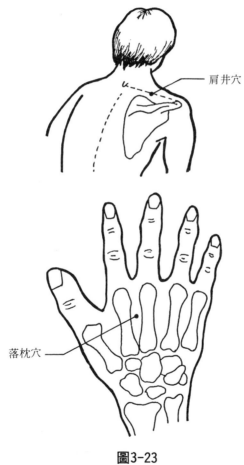

圖3-23

24. 脖子痠痛

　　若是突然做出伸直頸部的動作，則原本處於放鬆狀態的頸部肌肉，就容易產生痙攣。而頸部的姿勢若是不對，時間一久，肌肉也可能拉傷。以上都容易引起脖子痠痛。

　　所以，如果脖子經常痠痛，首先應該留意生活上的細節。電視及電腦的螢幕是否放得太高？是否經常躺在沙發睡覺或看書？辦公的桌椅，是否高度不恰當？睡覺的枕頭是否沒辦法支撐頸部？電話聊天是否過長？這些情況，都足以對頸部產生傷害，但經常被忽略。

　　有種常見的原因，稱為「纖維性肌痛症候群」；它的特點是在脖子及身體的多處部位，有長期的疼痛及壓痛，而且經常感到疲倦及睡不安穩，此在中年女性相當常見。

　　有些會引發類似症狀的疾病，也必須留意。很多人沒有量血壓的習慣，以致經常把高血壓引起的頸部不適，誤以為是扭到筋。如果除了脖子痠痛，還有頭痛、發燒及下巴無法靠近胸部時，則要注意腦膜炎的可能性。至於頸椎的病變，則痠痛經常會從頸部一直延伸到手臂，有時手還會感到刺痛麻木。

想消除頸部肌肉的痙攣，就要改善局部的血液循環。若是患部沒有浮腫而且不是急性損傷時，可以在脖子後面以熱毛巾溼敷或是沖熱水澡，時間大約10~15分鐘。然後緩慢地，嘗試做伸展頸部的活動（點頭及搖頭各做10次）。並且盡量不要讓脖子吹到冷風。

配合穴位療法，也可以達到紓解肌肉緊張及疼痛的功效，有助於預防脖子痠痛。先讓自己舒適地坐著，然後用雙手的大拇指，緩緩出力按壓頸部兩側的「風池穴」及「天柱穴」每按壓5秒，然後鬆開5秒再按，各穴約按10下，並且同時閉眼及深呼吸。

穴位如圖：「風池穴」在枕骨下，胸鎖乳突肌與斜方肌之間的凹陷。「天柱穴」在後面髮際，正中旁開大約一拇指寬處旁。

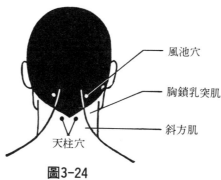

圖3-24

25. 手肘疼痛

　　手肘疼痛，卻不知道原因時，可以自己做「咖啡杯試驗」——伸手去端一杯裝滿的咖啡杯。如果感到手臂痠重無力，肘關節外側有尖銳的疼痛，有時會傳到前臂或手腕時，你可能患了「肱骨外上髁炎」，俗稱「網球肘」或是「家庭主婦肘」。

　　使用「網球肘」這個名稱，其實並不恰當，因為因打網球所引起者，只占少部分，而打羽毛球、保齡球、木工、廚師、理髮師、打字、拉小提琴，甚至是習於向群眾揮手的政治人物，都是容易發生的特定族群。

　　導因於手腕及前臂伸肌的過度活動或使用不當，而使得位在肱骨外上髁的肌腱起點，發生小損傷及發炎；而這種「肱骨外上髁炎」，正是引起肘關節周圍病變的最常見病因。

　　用保守的方式來治療，將近九成的患者都會痊癒。首先要讓手肘休息，白天工作時也要綁上護肘帶；在急性期先採用冰敷（一天3次，一次5至10分鐘）。數天後再改成熱敷（以毛巾浸溫水之後，再敷患處，時間同前），另外還可

以使用中醫的艾條，在距離患處皮膚，感覺溫暖舒適的高度做灸療，以5至10分鐘為度。

　　平常要注意手肘的活動姿勢，例如打網球時用兩手來揮打反手拍；抬起物品時，手掌及肘要靠近身體；做揮手及扭轉的手部動作時，記得要彎曲肘部等。

　　在患部附近的「肘髎穴」及「手三里穴」，也可以試著做點穴療法。每按5秒鐘，即放鬆力道5秒鐘，總共約點按12下。如果這些穴位恰好是手肘按壓最痛的部位，則改換在正常的手肘相對應的穴位上點按。點按力道要緩和。

　　穴位位置如圖：「肘髎穴」在肱骨的邊緣，約在肘部橫紋盡頭的上方一拇指寬處。「手三里穴」約在肘部橫紋盡頭的下方三橫指寬處。

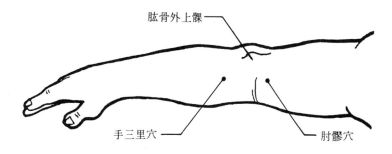

肱骨外上髁

手三里穴　　　　　　　　　　肘髎穴

圖3-25

*26.*手腕疼痛

　　如果手刺痛麻木，經常晚上痛得醒過來，甚至在拿起電話、梳頭髮、扣鈕扣或開車時都有所困難，那就要小心現今社會常見的文明病——「腕道症候群」。

　　資訊時代的來臨，電腦逐漸成為生活的一部分，尤其是工作經常要操作電腦的上班族，長時間的敲按鍵盤，很容易引起手腕的拉力傷害，因此有人戲稱此症候群為「電腦炎」。

　　其實，它也常見於其他的工作或嗜好，只要手腕長期而且反覆地彎曲及伸展時，都容易發生。例如：打字、包裝、美髮、打網球、拉小提琴、櫃台收銀或整理家務等。

　　若是沒有適當地保護手腕，長期的拉力傷害將導致手腕管道裡面的肌腱發炎腫脹，而壓迫到緊鄰的正中神經，以致支配手部的感覺及活動的功能受損，產生疼痛，無力，甚至肌肉萎縮。

　　手腕管道內的組織如果水腫，也同樣會壓迫神經引起症狀，例如：懷孕或甲狀腺功能偏低。有些容易引起手腕關節或神經發炎的疾病，包括：痛風、類風溼性關節炎、

糖尿病等，也都是常見的因素。

　　要避免手部感覺遲鈍及肌肉萎縮的後遺症，唯有早日發現及治療。首先必須每工作半小時讓手腕休息5分鐘，注意使用的器具是否合適。急性的疼痛腫脹，先用冰敷，數日後再改熱敷，每次約10分鐘。睡覺或工作時則戴上護腕。藥物則使用非類固醇消炎止痛劑，至於反覆地在手腕注射類固醇，則要避免。

　　應用穴位療法來治療早期的「腕道症候群」，也同樣具有功效，尤其是長期反覆使用手腕工作的上班族，可以用它來預防。使用的穴位是「外關穴」、「內關穴」及「陽池穴」，以上穴位各點按30下，一天兩次。

　　穴位如圖：「外關穴」在手臂背側，腕背橫紋往上三橫指寬處，在兩骨之間。「內關穴」在手臂內側，手腕橫紋往上三橫指寬處，在兩條肌腱中間。「陽池穴」在腕背橫紋中心，稍微偏向外側的凹陷處。

日常病痛的穴位自療

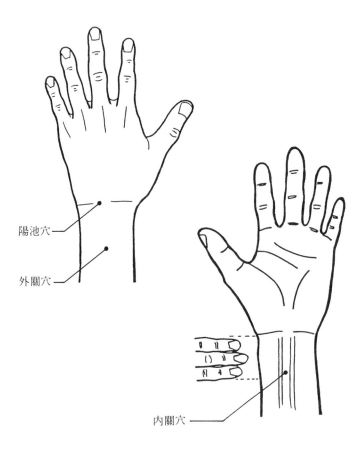

圖3-26

*27.*肩膀痠痛

　　肩關節是活動度最大的關節；而它的穩定性，主要是依靠周圍的軟組織（肌肉及肌腱）來負責，如果這些軟組織變得脆弱或是活動不協調，就容易受傷。

　　肩膀痠痛的原因，常常就是出在這些周圍的軟組織，而並不一定是骨頭。只要是肩膀過度出力或是長期的姿勢不對，都可能對肩膀的軟組織產生傷害。尤其是久坐辦公桌的上班族、背厚重書包的學生、手提重物及勤於清掃的家庭主婦，或是網球、高爾夫球的運動員。

　　一旦步入中年，感覺肩膀長期的痠痛及無力，則要考慮肌腱是否有撕裂傷。要是肩膀漲痛得很厲害，加上發燒和疲倦，則要小心細菌感染的可能性。但是並非傷到肩膀才會引起痠痛，如果痠痛是位在頸部及肩膀之間，當活動肩膀時並不會覺得更痛，則痛的來源可能是出在肩膀以外的器官。

　　當轉頭倒車時，立即引來肩膀痠痛，則問題可能是出在頸椎。有些疾病，由於刺激到橫膈膜，也會引起肩膀痠痛，例如：肺炎、肋膜積水、肝膽疾病；另外，還要留意

長在肺尖的腫瘤及心肌梗塞。

　肩膀的軟組織發炎，首先要讓患部休息；急性疼痛期先用冰敷（塑膠袋包住冰塊，外裹毛巾）患部約15分鐘，早晚兩次，約兩天。若痛仍不減，再服非類固醇消炎止痛藥。待痛減輕後，要做伸展肩膀的運動，以增加肩關節的活動度。

　穴位療法也可以用來預防及治療，選用的穴位是肩膀附近的「秉風穴」、「天宗穴」及「臂臑穴」，再加上位於手上的「三間穴」。以上穴位，分別用手指頭按壓5秒，然後鬆開5秒再按，各穴約按10下，早晚各一次。

　穴位如圖：「秉風穴」在肩胛部，約在脊椎及肩端連線的中點。「天宗穴」約在肩胛骨的中央處。「臂臑穴」在上臂的外側，三角肌止點處。「三間穴」在食指的掌指關節後方凹陷處。

第三章　各種疾患的穴位療法

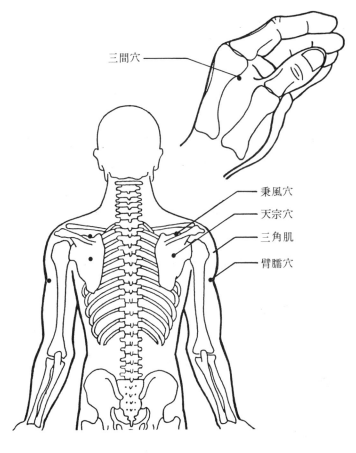

圖3-27

*28.*腰扭傷

　　腰痛是僅次於感冒的常見疾病，大部分人都有過這種經驗，不僅造成活動不便，也可能因此影響工作能力。

　　因腰部肌肉緊張、拉傷或扭傷所引起的腰痛，大多是由於姿勢不良（如長久的坐姿、立姿或彎腰工作），或因過度出力（如彎腰提重物、劇烈的腰背運動）而造成。

　　此時，腰部會疼痛，轉身時，腰痛會惡化，而且在腰部會出現肌肉僵硬、痙攣及局部壓痛。大掃除後的家庭主婦、趕夜班的上班族、突然做扭腰動作的運動員，或是搭長途客機的觀光客最常發生。

　　大多數的腰痛，並不需要立即做危急及繁複的處理，而是先採取保守療法，例如：適當的休息、注意正確的姿勢、給予非類固醇消炎止痛劑及肌肉鬆弛劑、強化腰背肌訓練等。

　　至於腰扭傷（俗稱「閃腰」）的治療，經過上述保守療法，雖然都會逐日改善，可是這些方法，有時並不能立即收效。在此介紹腰扭傷的點穴療法，不僅在發生當時，可以立即派上用場，而且可以不假手他人，自己緊急處理，

方便而且有效。

　　點穴的穴位，位於手背上的「腰腿點」穴（如圖，穴位共有兩處，一穴在食指及中指的掌骨與腕骨接合處，另一穴在無名指及小指的掌骨與腕骨的接合處）。可以自己用一手之大拇指指端，用力點按在另一手之該處穴位。

　　每一穴位大約點按50下。點按力道，以能出現痠麻感爲宜；在點按同時，自己要緩慢左右轉動身體。不消多時，自會發現原來僵硬、轉身困難的腰部，已漸能靈活行動，不再疼痛。

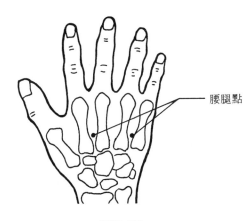

腰腿點

圖3-28

29.腰痠背痛

　　將近八成的成年人都有過腰痠背痛的症狀。有些人過度緊張，急著要做電腦斷層或是核磁共振攝影檢查，其實並不恰當；因為即使影像檢查出現了不正常現象，也並不表示這些異常就是引起腰痠背痛的病因。所以，為了避免不必要的開刀及治療，這些檢查應當在懷疑腫瘤、感染，或是其他可能需要手術的情況下才做。

　　如果你的腰痠背痛在活動時並不會更痛，患部也沒有壓痛及肌肉緊繃的現象，就要考慮是不是內臟引起的疼痛。要是疼痛在休息及晚上時更加明顯，有發燒、貧血及體重減輕等特徵時，則要懷疑腫瘤及感染。

　　若是出現雙腿無力、肛門周圍麻木及大小便失禁的症狀，這可能是脊髓的馬尾部受到了嚴重壓迫；此時，就要立即轉至神經外科治療。

　　排除上述的疾病及骨折等情況，腰痠背痛的處理，還是先以保守療法為主；除了短暫的休息及止痛劑，最重要的是避開錯誤的姿勢，並在醫師的指導下，開始游泳及快走的運動，數週後並開始運動治療，以強化腹肌及腰背肌

的力量。

　　利用穴位療法，可以改善疼痛引起的肌肉痙攣及血液凝滯，進而減除疼痛。首先讓病人俯臥，腹下放個小枕頭；治療時，手掌沾些橄欖油，先在病人腰背的不痛側輕輕地摩擦；然後換到痛側，使痙攣的肌肉舒緩。接著用大拇指在穴位上輕度揉按，選用的穴位是「腎俞穴」、「大腸俞穴」、「次髎穴」和「秩邊穴」，各穴輕揉約30下。

　　穴位如圖：「腎俞穴」及「大腸俞穴」各在第二及第四腰椎棘突下，左右各旁開約兩橫指寬處。「次髎穴」在第二骶後孔處。「秩邊穴」在第四骶椎棘突下，左右各旁開四橫指寬處。

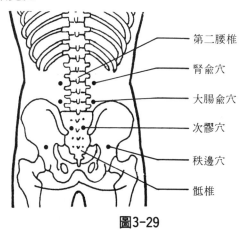

第二腰椎

腎俞穴

大腸俞穴

次髎穴

秩邊穴

骶椎

圖3-29

30.膝蓋疼痛

　　如果膝蓋的部位經常疼痛，早上起床時感覺僵硬（時間少於30分鐘），走動後又會消失；再加上出現骨質增生時，就要懷疑得到了「退化性膝關節炎」。

　　原因大多不明，有些則與膝蓋內彎（俗稱O型腿）、舊傷或感染有關。若是膝蓋出現腫脹而且發紅發熱時，還要特別注意是否合併細菌感染或是有結晶沈積在關節腔。

　　目前的藥物主要是用來止痛，但是對於同時患有消化性潰瘍、腎臟病或是高血壓的病人，在選用止痛劑時要格外小心，以免引起消化道出血或是腎功能惡化。若是在關節內反覆地施打類固醇，則可能會加速關節退化。

　　多數的退化性膝關節炎，經過完善的治療計畫，都可以減輕疼痛及改善功能。首先要採用合適的鞋子或輔具來幫助行走，並且避免肥胖。盡量不要爬樓梯或蹲、跪的姿勢。選擇游泳或騎單車的運動。

　　當疼痛已經減輕後，還要配合運動治療，強化大腿上的股四頭肌。方法之一是躺平，單腿直腿上舉保持5秒，再放下換另一腿；次數視能力逐漸增加，直到早晚可以各做

20次。方法之二是坐在椅上，單腿伸直，把腳趾頭彎向身體，保持5秒再放鬆，重複10~15次。

　　穴位療法也有輔助的功效，有助於活化機能及減少止痛劑的使用。首先坐在床上，膝蓋下方放小枕頭，使膝蓋舒適地微彎。然後在膝蓋附近的穴位——「足三里」、「陽陵泉」、「陰陵泉」及「膝陽關」，出力用指頭按壓5秒，然後鬆開5秒再按，以上各穴約按10下，早晚各一次。

　　穴位如圖：「足三里穴」在小腿的前外側，外膝眼直下四橫指，且距脛骨前緣一橫指處。「陽陵泉穴」在小腿的外側，腓骨小頭的前下方凹陷處。「陰陵泉穴」在小腿的內側，脛骨內側髁的後下方凹陷處。「膝陽關穴」在膝關節外側，陽陵泉穴直上四橫指處。

日常病痛的穴位自療

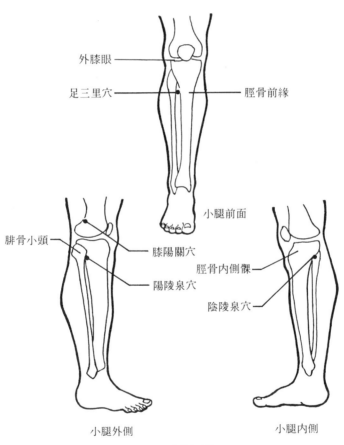

外膝眼
足三里穴
脛骨前緣
小腿前面

腓骨小頭
膝陽關穴
陽陵泉穴
脛骨內側髁
陰陵泉穴

小腿外側
小腿內側

圖3-30

31. 腳抽筋

　　睡到半夜，腳突然發生抽筋，這種現象在老年人及孕婦，相當常見。

　　腳抽筋的原因很多，大部分的人可能會發覺，白天如果有激烈的運動或是採用某種姿勢過久，都可能會引發腳抽筋。

　　但是發作的時間，大多很短暫；只要休息，或是做些伸展腳部肌肉的動作，即可消除抽筋。但是腳抽筋如果反覆地發生，就要注意是否因血中電解質不平衡（例如過度流汗、脫水、飲食攝取不足、服用利尿劑，或接受血液透析等）、甲狀腺功能低下、腳部血管的血液供應不良，或是神經受到壓迫所引起。

　　要避免腳抽筋，平常要有規律的運動，而且在運動前要先做暖身操；注意補充足夠的水分，運動不可過於激烈。飲食則要攝取足夠的鈣、鎂等電解質及維他命E。最好不要抽煙。

　　當腳發生抽筋時，自己可以先設法保持腳部溫暖，可熱敷患部，或抬高腳部，來改善腳部的血液循環。另外還

可以試著把腳趾頭往膝蓋的方向拉，以伸展肌肉及減輕痙攣。

　　應用穴位療法也有特效，首先以手掌，由小腿中央漸往外側輕揉，使繃緊的肌肉鬆軟。然後再以大拇指，逐漸增加力道，點按小腿後面的「承山穴」及小腿外側「陽陵泉穴」。

　　穴位如圖：「承山穴」在伸足時，小腿肌腹的人字形交角處；「陽陵泉穴」在小腿的外側，腓骨小頭的前下方凹陷處。

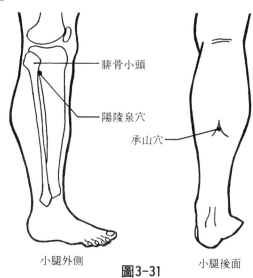

腓骨小頭

陽陵泉穴

承山穴

小腿外側　　　　圖3-31　　　　小腿後面

*32.*肌肉痠痛

　　很多主訴關節痛的病人，其實病源並不是源自於骨關節，而是出在肌肉、肌腱或滑囊這些軟組織，其中「肌筋膜疼痛症候群」是相當常見的病因，但是由於疼痛的部位，常發生在頸肩部、胸背部或是下背部，所以經常被誤認為是緊張性頭痛、五十肩、心絞痛或是坐骨神經痛。

　　發生「肌筋膜疼痛症候群」的因素，包括姿勢不當及工作過度引起的慢性肌肉緊張、情緒壓力，或是外傷及發炎性疾病等。若能夠早期診斷且治療正確，是可以迅速痊癒的。

　　診斷的特徵，是在疼痛部位可以摸到緊繃、呈帶狀的肌肉組織，並且在其上可以找到一些極痛的壓痛點，當用力按壓此點時，會引發遠處的相關性疼痛，具備這項特徵的壓痛點，稱作「引發點」。此點有些類似我國唐代《千金方》書中所載的「阿是穴」。

　　處理的方法，先要除去潛在的致病因素，養成良好的運動習慣，以及在引發點上局部注射麻醉劑，但是要避免結疤、感染、傷及血管神經或過敏性休克。

　　另一簡便有效的方法，是在這些引發點上，施行點穴療法。應用拇指指腹點按，用力點按後立即放開。大多數患者，疼痛會迅速減輕，極少數一兩日內會覺更痛，但自會逐漸改善。另外要避免在引發點上胡亂推拿或刮痧，以免病情惡化。

　　引發點在身體上經常出現的部位如圖所示。

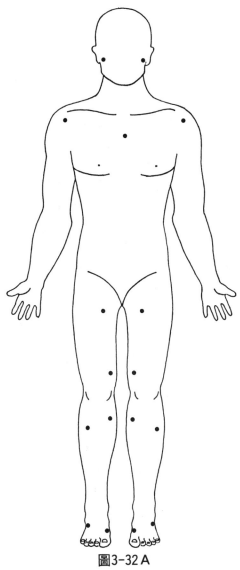

圖3-32 A

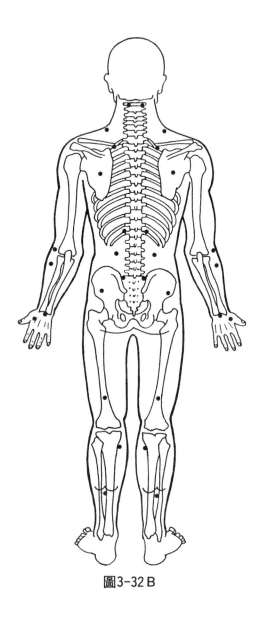

圖3-32 B

保健叢書㊸
日常病痛的穴位自療

1996年4月初版　　　　　　　　　　　　　定價：新臺幣150元
2003年3月初版第五刷
有著作權・翻印必究
Printed in Taiwan.

著　　　者	曾	啓	權
發 行 人	劉	國	瑞

出 版 者　聯 經 出 版 事 業 股 份 有 限 公 司　　責任編輯　簡　美　玉
台 北 市 忠 孝 東 路 四 段 5 5 5 號
台 北 發 行 所 地 址：台北縣汐止市大同路一段367號
　　　　　電話：(0 2) 2 6 4 1 8 6 6 1
台 北 忠 孝 門 市 地 址：台北市忠孝東路四段561號1-2F
　　　　　電話：(0 2) 2 7 6 8 3 7 0 8
台 北 新 生 門 市 地 址：台北市新生南路三段9 4 號
　　　　　電話：(0 2) 2 3 6 2 0 3 0 8
台 中 門 市 地 址：台 中 市 健 行 路 3 2 1 號
台 中 分 公 司 電 話：(0 4) 2 2 3 1 2 0 2 3
高 雄 辦 事 處 地 址：高 雄 市 成 功 一 路 3 6 3 號 B 1
　　　　　電話：(0 7) 2 4 1 2 8 0 2
郵 政 劃 撥 帳 戶 第 0 1 0 0 5 5 9 - 3 號
郵 　 撥 　 電 　 話：2 6 4 1 8 6 6 2
印 刷 者　世 和 印 製 企 業 有 限 公 司

行政院新聞局出版事業登記證局版臺業字第0130號

本書如有缺頁，破損，倒裝請寄回發行所更換。　　ISBN　957-08-1525-6(平裝)
聯經網址 http://www.udngroup.com.tw/linkingp
　　信箱 e-mail:linkingp@ms9.hinet.net

國家圖書館出版品預行編目資料

日常病痛的穴位自療 / 曾啓權著 .
--初版 . --臺北市：聯經，1996年
122面；13×21公分 . -- (保健叢書；43)
ISBN　957-08-1525-6(平裝)
〔2003年3月初版第五刷〕

Ⅰ. 經穴

413.912　　　　　　　　　　　　85002018

保健叢書

●本書目僅供參考，若有調價，以再版新書版權頁上之定價為主●